老年心血管疾病患者的自我管理与

U0281968

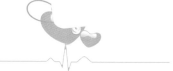

老年血管、血栓性疾病患者的自我管理与教育

党爱民　总主编

吕纳强　顾莹珍　主　编

中国科学技术出版社

·北　京·

图书在版编目（CIP）数据

老年心血管疾病患者的自我管理与教育.老年血管、血栓性疾病患者的自我管理与教育 / 党爱民总主编；吕纳强，顾莹珍主编.－－北京：中国科学技术出版社，2022.8

ISBN 978-7-5046-9631-1

Ⅰ.①老… Ⅱ.①党… ②吕… ③顾… Ⅲ.①老年病—心脏血管疾病—诊疗 ②老年病—血栓栓塞—诊疗 Ⅳ.①R54

中国版本图书馆 CIP 数据核字（2022）第 093959 号

策划编辑	符晓静	
责任编辑	符晓静　肖　静	
封面设计	中科星河	
正文设计	中文天地	
责任校对	张晓莉　吕传新	
责任印制	徐　飞	

出　　版	中国科学技术出版社
发　　行	中国科学技术出版社有限公司发行部
地　　址	北京市海淀区中关村南大街 16 号
邮　　编	100081
发行电话	010-62173865
传　　真	010-62173081
网　　址	http://www.cspbooks.com.cn

开　　本	787mm×1092mm　1/32
字　　数	184 千字
印　　张	19.875
版　　次	2022 年 8 月第 1 版
印　　次	2022 年 8 月第 1 次印刷
印　　刷	北京世纪恒宇印刷有限公司
书　　号	ISBN 978-7-5046-9631-1 / R·2901
定　　价	96.00 元

（凡购买本社图书，如有缺页、倒页、脱页者，本社发行部负责调换）

《老年心血管疾病患者的自我管理与教育》编委会

总 主 编　党爱民

副总主编　杨　旭　吕纳强　张　炜
　　　　　　赵　杰

编　　委（按姓氏笔画排序）
　　　　　　王　昊　王林平　巩秋红
　　　　　　吕纳强　刘晋星　李甲坤
　　　　　　杨　旭　张　炜　季胤泽
　　　　　　郑黎晖　赵　杰　赵　晟
　　　　　　袁建松　顾莹珍　党爱民

《老年血管、血栓性疾病患者的自我管理与教育》

主　　编　吕纳强　顾莹珍

目 录
CONTENTS

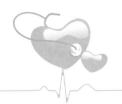

第一章
认识血管、血栓性疾病与健康管理

1. 未病先防，已病防变——老年人血管健康从关爱自身做起

老年人是血管性疾病、血栓性疾病的易患人群，随着年龄的增长，血管弹性及功能会出现生理性减退，如果合并吸烟、高血压、高血脂、高血糖等心血管疾病危险因

素，会大大加速血管老化，引起脏器血液供应异常，严重者可导致血栓形成、血管堵塞、相应脏器出现严重功能障碍。老年人心脏血管健康包括心血管疾病的预防、治疗和康复，维护血管的健康是防治心血管疾病的核心。要维护老年人的血管健康，提倡未病先防，已病防变，通俗点说，就是预防为主、防治并重。良好的情绪、适宜的饮食、规律的起居都是老年人预防心血管疾病的有效方式。老年人生理功能减退，导致各个脏器抗病能力减弱，一旦罹患血管性疾病及血栓性疾病，如脑卒中、主动脉疾病、心肌梗死等，其疾病预后较中青年人群更差。因此，早期发现、早期干预治疗，是阻止疾病进展、防止恶性心血管事件发生的关键，对于延长老年人寿命并使其拥有良好的生活质量至关重要。老年人的健康在很大程度上取决于其对待健康的态度和行为，了解衰老、疾病的常识及规律，顺应健康之道，才能防患于未然，安享晚年。

2. 解密不容忽视的血管、血栓性疾病

血管是向身体中各个器官输送氧气、能量、物资，运出代谢废物的生命之路，一旦因病变而"堵塞"，器官、组织、细胞就失去了滋养生命的养分，带来各种功能障碍，造成疾患。身体重要脏器的血管包括主动脉、冠状动脉、脑血管、外周血管、肾动脉，这些维持生命的通路一旦出现病变，会严重影响人

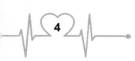

的健康，甚至危及生命。

血管内血栓形成可导致缺血性脑卒中、急性心肌梗死等致命性疾病，也可伴随血管内病变如主动脉溃疡、外周血管闭塞等，危害也很大。以上疾病不容忽视，需要及早识别并干预。

3. 血管、血栓性疾病的自我管理——第一责任人是自己

血管、血栓性疾病是在心血管危险因素长期作用下，加之各种外因如气候变化、情绪、劳累等影响而起病。调查显示，影响我国居民健康的重要因素是居民对疾病的认识不足，有关疾病预防、早期发现、紧急救援就医、日常合理用药及监测等知识技能比较缺乏，而吸

烟、过量饮酒、缺乏锻炼、不合理膳食等不健康生活行为方式比较普遍。所以，长期有效控制心血管疾病危险因素，了解疾病的规律，健康积极的老年生活（图 1）是防治疾病的有效方法，从经济学角度看也是最具有性价比的手段。维护健

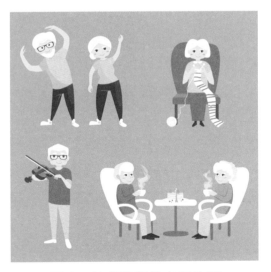

图 1　健康积极的老年生活

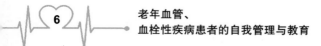

康离不开医生的帮助，更要"求之于己"。老年人既是自己健康的第一责任人，也是最佳自我健康管理者。

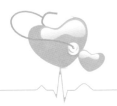

第二章

老年人主动脉疾病与外周血管疾病

我们的血液在心血管系统中不断地循环流动，将其携带的氧气和营养物质输送到全身的各个脏器、组织、细胞，将代谢产生的废物带走，运到相应的器官代谢排泄到体外。如果将营养物质和氧气比作在不同站点上车的货物，那么心脏便犹如一个交通枢纽，血液如同公路上行驶着的各种交通工具，往来在或宽或窄的"道路"上，这个"道路"就是血管。如果"道路"出了状况，就会导致"堵车"，货物无法按时到达。在这一节中，我们将一起简单认识"道路"主要干线，以及大的"道路"堵塞后会出现怎样的后果。

1. 人体的主动脉

主动脉是人体最大、最主要的动脉，由心脏直接发出，首先向上走行，称为"升主动脉"；然后调转向下，一路走行至腹腔，这一大段动脉都被称为"降主动脉"。两段主动脉间有一段呈弓状的动脉，称为"主动脉弓"，主动脉弓上发出供应大脑的血管。降主动脉较长，一般以膈肌为界，可被划分为胸主动脉和腹主动脉，膈肌以上的降主动脉

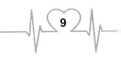
被称为胸主动脉，膈肌以下的则被称为腹主动脉。升主动脉主要供应上肢及头部的血液，降主动脉主要供应下肢与腹腔脏器的血液。如果用马路来作比喻的话，主动脉便如同从公交总站刚刚发出来的一段宽广的马路，向前走行了一小段后又掉了个头（图2）。

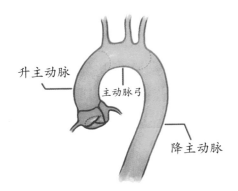

图 2　人体的主动脉

2. 外周血管的分布与功能

"外周血管"这一概念通常是指心、脑以外的血管，即"冠状动脉和颅内血管之外的血管床"，胸腹主动脉通常也不属于"外周血管"。简而言之，外周血管就是除主动脉、冠状动脉和颅内血管之外的所有血管。

外周血管遍布全身，颈部、胸腔、腹腔、四肢的血管都属于外周血管。外周动脉不断分支，直至进入各个脏器，为组织细胞提供氧气和营养物质；外周静脉由各个脏器的毛细血管汇合而成，然后逐级汇合，将器官、组织代谢产生的二氧化碳等代谢废物带走。由此可见，外周血管对于营养、氧气及二氧化碳在人体组织细胞的交换起着重要的作用。

3. 老年人常见的主动脉疾病与外周血管疾病

由于生理性衰老，长期的不良生活习惯如吸烟、酗酒，以及高血压、高血脂、糖尿病等疾病因素的影响，老年人时常罹患主动脉和外周血管疾病。

（1）老年人常见的主动脉疾病

老年人常见的主动脉疾病包括主动脉硬化、粥样斑块形成、主动脉溃疡、主动脉夹层和主动脉扩张继发的心脏瓣膜病等。

主动脉硬化常为全身动脉硬化的一个组成部分，动脉粥样硬化是其重要原因。主动脉夹层是指血管内膜（相当于血管的"衬里"）被剥脱导致的一种疾病。主动脉瓣膜是心脏与主动脉间的"阀门"，当连

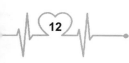

接主动脉瓣的升主动脉结构异常时，就会影响瓣膜功能。

（2）老年人常见的外周血管疾病

老年人常见的外周血管疾病又可进一步分为动脉性疾病与静脉性疾病。动脉性疾病包括动脉硬化性闭塞症（又被称为闭塞性周围动脉粥样硬化、周围血管病）、动脉栓塞等。用前面提到的道路来作比喻的话，动脉硬化性闭塞症就像道路两旁堆满了杂物，杂物迟迟得不到清理，久而久之便导致车辆行驶缓慢，甚至基本无法驶过。动脉急性栓塞就像道路中间突然出现事故，导致道路完全堵住，造成严重堵塞，影响机体循环。

静脉性疾病包括静脉曲张、静脉血栓形成等。静脉曲张常见于下肢，多种原因可以导致静脉回流不畅、淤血，若这种状态持续，则会导致静脉不可逆扩张、迂曲和继发皮肤色素沉着等改变。如果是回流不畅等原因，血液在静脉内凝固成血栓（血凝块），静脉血栓形成，血栓脱落进入肺静脉系统，可带来更大的危害。

4. 主动脉疾病和外周血管疾病的危害

主动脉和外周血管疾病可造成诸多危害，轻则影响生活质量，重则危及生命。

首先，这些疾病可以导致严重症状，主动脉夹层会引起剧烈的疼痛，患者常难以忍受；肺栓塞患者可出现严重气短的症状，还可能出

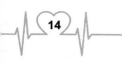

现晕厥；动脉硬化性闭塞症患者可出现活动后跛行、肢体疼痛的症状，有时行走数十米就需要休息来缓解症状，以上症状均严重影响生活质量。

其次，这些疾病可能造成严重后果，甚至危及生命。例如，主动脉夹层就是一种非常凶险的疾病，有统计资料表明，主动脉夹层若不及时处理，一周内死亡率可高达 60%～70%。动脉栓塞若不及时处理，可能导致受累部位（如肢体、内脏）的缺血、坏死，导致组织、器官功能的丧失，甚至死亡。

5. 如何发现老年主动脉疾病

尽管老年人群常合并主动脉疾病，但因平常没有明显症状，如主动脉瘤样扩张一般没有特征性症状，容易被忽视，而且常规体检检出率不高。主动脉疾病急性发作是危重的，甚至可能致命，所以早期发现主动脉疾病尤为重要。建议结合个人心血管疾病危险因素及病史决定是否早期筛查，例如，有高血压、血糖与血脂异常、患有结缔组织病、有长期大量吸烟史和主动脉疾病家族史等心血管疾病危险因素者，建议行心脏血管超声筛查主动脉疾病，必要时行主动脉增强 CT 血管造影对主动脉进行排查，如检查有阳性体征，应尽快就医，控制疾病的发生、发展。

6. 如何解读体检时在胸片检查中发现的主动脉结构异常

在老年人体检中，胸片是常规检查项目之一，那如何从胸片中发现主动脉结构的异常迹象呢？在胸片报告结论中常有主动脉结构相关描述，诸如主动脉弓突出、钙化，主动脉增宽或扩张等，以上结论提示主动脉可能存在异常。主动脉弓突出其实是升主动脉及主动脉弓的影像学表现，是主动脉硬化的表现之一，原因包括老年性改变、长期高血压、高血脂等诸多因素，需要结合个人具体情况判断；如报告中提示主动脉增宽或扩张，需要找专业医生就诊，完善心脏大血管超声、主动脉 CT 血管造影等检查，根据检查结果决定下一步诊治方案。

7. 主动脉疾病的症状及危害

主动脉疾病常没有显著临床症状，但如患者有长期高血压未控制，还有吸烟、大量饮酒、肥胖、高血脂等易引发疾病的危险因素，同时伴随以下症状，应考虑主动脉疾病的可能：巨大的胸主动脉瘤可能会有咳嗽、气短、吞咽困难或疼痛症状；巨大的腹主动脉瘤有持续或间断的腹痛或腹部不适感，腹部能触摸到血管搏动，或吃少量食物就有饱胀感等症状。突发撕裂性疼痛或跳动性胸痛或腹痛，可延伸至后背、臀部、腹股沟或腿部，提示存在主动脉夹层或其他急性主动脉综合征，出现上述急症时需立即前往医院就诊（图3、图4）。

主动脉瘤

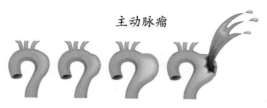

图 3　主动脉瘤的形成及破裂

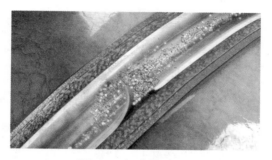

图 4　主动脉夹层

8. 主动脉瘤是肿瘤吗

　　主动脉瘤不是肿瘤，主动脉瘤是主动脉管壁节段性的全层瘤样扩张，其直径比预期正常动脉的直径增加至少50%，外形上就像主动脉上长了一个"瘤子",故被称为主动脉瘤(图5)。根据类型的不同,主动脉瘤又可以分为真性动脉瘤、假性动脉瘤和夹层动脉瘤。真性动脉瘤只是血管壁扩张,管壁结构还是完整的,假性动脉瘤和夹层动脉瘤在血管壁的完整性和结构都出现了异常,其中假性动脉瘤没有任何血管壁的结构,夹层动脉瘤则是内膜、外膜的分离,血液在内外膜之间形成一个血肿囊状的凸起。尽管主动脉瘤不是肿瘤,但潜在危害并不比肿瘤小,其引起的主动脉夹层或血管破裂,在发病短时间内具有很高的致死率。

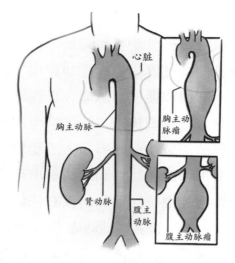

图 5　不同部位主动脉瘤形成示意图

9. 主动脉疾病的手术治疗方法包括哪些

主动脉疾病的手术治疗方法主要包括两种。一种是主动脉腔内修复术，即血管内治疗，通过在主动脉内植入覆膜支架的方式隔绝瘤腔，原位重建血流通路，因无须开胸、开腹，创伤相对较小（图6）；另一种是外科开放式手术治疗，切除形成动脉瘤的那段血管，再将人工血管与自身血管吻合上，优点是可处理复杂病变，但创伤较大。临床医生会根据主动脉病变的位置及病变

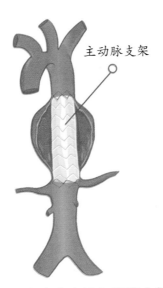

主动脉支架

图 6　主动脉内植入覆膜支架

程度，是否合并主动脉瓣功能障碍或冠状动脉疾病，以及患者一般情况等综合情况，决定具体的术式。无论采取哪种主动脉术式，手术复杂程度和风险都很高，建议选择经验丰富的血管中心实施手术较为稳妥。

10. 哪些症状提示主动脉急症需要立即前往医院就诊

急性主动脉综合征是累及主动脉的急重症，首要症状是剧烈胸腹背部的疼痛，常伴随血流动力学不稳定，可以出现极高血压或低血压，甚至休克。如果突发胸腹部"撕裂样疼痛"，放射至后背、臀部、腹股沟或腿部，伴随血压急剧升高或降低，应立即急诊就医，选择当地较好的医疗中心，尽快确诊诊治，尽量避免因病情复杂、多次转诊而耽误病情。

11. 主动脉支架与冠状动脉的支架的区别

主动脉支架与冠状动脉支架都是用于血管的治疗手段，但因应用的血管直径大小、部位和病变性质的差异，两者在支架的形状、涂层、编织方式、结构上有许多不同。主动脉支架主要由金属支架主体和覆膜组成，常应用于主动脉瘤、B型主动脉夹层（夹层仅累及降主动脉）的治疗。主动脉支架的作用类似有支撑力的环状创可贴，既要堵住血管壁破口，又要维持主动脉血管壁的稳定。主动脉腔内治疗是根据病变部位使用不同尺寸、形状的覆膜支架，既要支撑填补主动脉的薄弱部分，也要兼顾大分支血管血流通畅，可能需要开窗置入分支支架（图7）。而冠状动脉支架主要撑开由血栓、动脉粥样硬化等"泥沙"沉积导致的冠状动脉管腔内狭窄，支架一般不需要带膜，直径也小很多，一般不需要开窗。

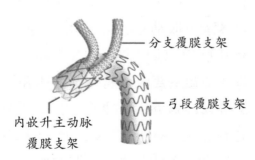

图7　主动脉支架示意图

12. 散步后出现下肢无力的可能原因

行走时，下肢出现逐渐加重的疼痛、麻木、无力、沉重感，以致不得不停止行走，休息片刻后症状可缓解，继续行走一定距离后再次出现类似的症状，就是医学上所述的"间歇性跛行"。老年人出现这种症状的可能原因是下肢动脉粥样硬化导致下肢动脉严重狭窄，造成下肢缺血导致运动功能障碍，此外，还可能出现患肢皮温降低、毛发脱落等局部营养障碍等症状。下肢动脉硬化多见于 60 岁以上的老年人，与吸烟、糖尿病、血脂异常、高血压等心血管疾病危险因素密切相关。下肢动脉粥样硬化疾病发展缓慢，早期症状很隐蔽，跛行症状不明显，常表现为运动后下肢酸胀乏力，但随着动脉粥样硬化进展，狭窄程度加重，可造成下肢运动功能严重障碍。因此，一旦有类似症状应积极就诊，介入治疗及外科血运重建可极大地改善患者的生活质量和预后，同时也要控制好心血管疾病危险因素。

13.老年人突然出现下肢疼痛、皮温冰凉、皮肤青紫需要考虑什么疾病

老年人突然出现下肢疼痛、皮温冰凉、皮肤青紫，需高度警惕血管闭塞性疾病急性加重伴急性下肢血栓形成。下肢动脉粥样硬化性闭塞发展一般相对缓慢，常有侧支形成，症状表现为间歇性跛行，如急

性加重伴下肢疼痛、皮温冰凉、皮肤青紫，往往提示急性血栓导致急性血管闭塞。例如，老年心房颤动或风湿性心脏病患者，心脏内形成的血栓脱落到下肢动脉，就会造成急性下肢血供障碍。如出现上述症状，需要紧急制动，立即前往医院进行系统的评估和治疗，必要时需要溶栓、介入或外科取栓等急诊治疗。

14. 小腿上"青筋"增多的原因

小腿上的"青筋"是下肢显露的浅静脉，如"青筋"明显显露可能意味着下肢静脉病理性曲张。

下肢静脉血流自下而上流回心脏，需克服重力和阻力，依赖于静脉血管的瓣膜结构及血管壁的弹性。当血管结构损坏或静脉内压力增高时，血液回流瘀滞，导致下肢静脉扩张、膨出及迂曲，最后形成我们所看到的"青筋"。静脉曲张的主要诱因有：长久的重体力劳动、长时间站立、下肢活动较少，合并反复咳嗽、妊娠等引起腹腔压力增高的情况。下肢静脉曲张可带来许多危害，包括小腿局部营养障碍如皮肤皲裂、脱屑、色素沉着，易感染，局部破溃后难以愈合；出现血栓性静脉炎，表现为局部条索状红、肿、热、痛；静脉内血栓形成，血栓脱落后易导致肺栓塞（图8）。

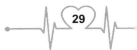

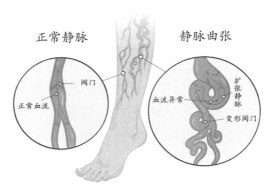

正常静脉

静脉曲张

阀门

正常血流

扩张静脉

血流异常

变形阀门

图 8　曲张的下肢静脉

15. 老年人合并主动脉疾病应如何合理安排日常活动

　　老年人适度的体力活动水平有益于身心健康。患有主动脉疾病的老年人日常活动量需要个体化评估，根据病情及身体状况决定运动量，除了在疾病急性期要限制活动，主动脉康复期时鼓励有一定

的运动负荷，主要原则是量力而
行、长期规律。

适度的购物、家务劳动这些日
常活动就有一定活动量，可量力而
行；缓和的运动方式，如散步、柔
和老年体操、八段锦、太极拳等运
动，运动强度以适应自身身体状态
为宜。日常娱乐活动可结合自身兴
趣爱好，读书、听戏、看报、养花、
画画、练书法等都是修身养性的活
动。当然，如果医疗条件允许，建
议在专业康复医生指导下合理制定
个体运动负荷。

16. 主动脉疾病手术后如何制定运动康复方案

主动脉疾病的患者在术前应避
免用力及做任何剧烈运动，外科手

术或支架介入只是主动脉疾病治疗的第一步，术后早期心脏康复运动可以大大减少术后并发症、死亡率及再住院率，明显提高住院患者的生活质量。术后早期在医生的指导下以低强度有氧运动为主，出院后依然需要运动康复，运动可改善整体心肺适应性、提高活动耐力和肌力，改善心理功能，运动方式及强度应遵从循序渐进的原则，根据医生的运动处方并结合自身恢复状况，逐步提高有氧运动的强度，平稳过渡到日常生活强度。

17. 主动脉粥样硬化合理饮食原则

主动脉疾病最常见的病因是动脉粥样硬化，动脉粥样硬化的核心病因是脂质斑块在血管内膜聚积，与长期过度摄取热量及我国居民高糖、高盐、高脂饮食习惯密不可分，因此，合理饮食是防治动脉粥样硬化的关键因素。健康饮食方案也在不断发展、更新、优化，但是基本原则仍然值得借鉴参考，简而言之，即均衡的膳食结构，低盐、低脂、低热量，适量、规律、个体化。

18. 戒烟对于预防主动脉与外周血管疾病的重要性

吸烟是心血管疾病的主要危险因素，主动吸烟与吸二手烟都会诱发心血管疾病。流行病学资料显示，心血管疾病死亡人数中的30%～40%有吸烟因素参与，动脉粥样硬化程度与吸烟量成正比。烟草烟雾中的尼古丁、一氧化碳、氧自由基、多环芳香烃及丁二烯等成分都会损害血管内壁，刺激血管内膜炎症因子聚集，促进血管壁形成动脉粥样硬化斑块，斑块犹如一个一个的"定时炸弹"，可引起心血管事件发生。

预防心血管疾病一定要尽早戒烟。尽管现在大部分人知道吸烟有害健康，但因为吸烟损害是长期的，损害过程难以觉察，人们对于吸烟可能造成的危险结果的认识依然远远不足，往往在吸烟带来严重后果后才下决心戒烟，而吸烟的成瘾性也使得戒烟过程异常艰难煎熬。同时，各种关于吸烟的谬论诡辩也在大众中传播，混淆视听，诸如"长寿的人也有很多吸烟的，不吸烟也有很多猝死的，所以吸烟对健康影

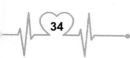

响并不大""老王吸烟时人挺健康的，刚戒烟就得病了""突然戒烟会长胖，少抽点就行了""饭后一支烟，赛过活神仙""卷烟不好，电子烟是无害的"等。应牢牢记住哪怕是一支香烟，对健康也有负效应。如果戒烟有困难，应该寻求医生的帮助，通过尼古丁依赖评估及具体有效的戒烟指导，顺利完成戒烟（图9）。

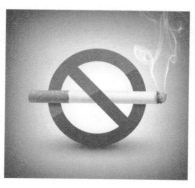

图 9　戒烟

19. 主动脉疾病的危险因素管理

主动脉疾病的危险因素包括不良生活方式、吸烟、高血压、高血脂、高血糖等，个体化管理包括前述的合理饮食、适量运动与戒烟等生活方式的改变，同时控制好血压、血脂、血糖。

对于主动脉疾病，尤其是主动脉夹层，血压需要降至可维持组织脏器基本灌注的最低血压水平，血压的波动也要尽量控制平稳；血脂主要是指血清中的胆固醇、三酰甘油，其中低密度脂蛋白是动脉粥样硬化发生、发展的主要危险因素，是需要控制的目标，定期检查血脂谱，根据自身心血管风险，听从专科医生的指导，制定低密度脂蛋白的控制目标值，使血脂长期保持在合适范围；我国人群血糖异常与糖尿病发病率逐年攀升，长期高血糖对于大血管、微血管都有不良影响，可加速动脉粥样硬化的过程，长期严格控制血糖可以降低糖尿病大血管和微血管病变的发生。对主动脉病变的预防与治疗，需要全面评估和控制心血管疾病危险因素（高血糖、高血压和血脂紊乱），不可偏废。

20. 下肢静脉曲张的生活管理

轻、中度静脉曲张的患者，日常生活中要避免久坐久站；夜间睡眠时可将下肢稍稍抬高，促进血液回流；平时可穿弹力袜，利用外在的压力减少运动时产生的水肿；避免用热水长时间泡脚，曲张静脉的扩张可能会加重血液淤积；避免用力按摩下肢，可能有一定风险。如果静脉曲张非常严重，需要就医接受手术治疗。

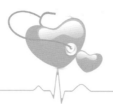

第三章
老年血栓性疾病患者的自我管理与教育

1. 什么是血栓

血液是流动在人的血管和心脏中的一种红色液体，含有多种成分，主要由血浆和血细胞组成。血液有自身抗凝机制，因某些生理及病理性原因，血液有形成分在循环血中形成血凝块，或者在心脏内壁或血管壁上发生血液沉积堵塞血管腔，引起血管血流明显减少，甚至完全中断，这会导致脏器供血不足，功能失衡，甚至危及生命。

2. 血栓的好发部位与危害

根据血栓形成的部位，可分为动脉血栓性疾病与静脉血栓性疾病两类，好发于颅内动脉、冠状动脉、下肢静脉、左心耳部位、心肌病及陈旧性心肌梗死室壁瘤形成患者的心室壁等。血栓可给人体带来严重的危害：①脑血栓：在脑血管管壁病变的基础上形成血栓，也可来自其他脏器，脑血栓可产生头昏、头痛、昏迷、瘫痪等症状；②冠状动脉血栓：在冠状动脉粥样硬化基础上，斑块的破裂可以诱发形成急性血栓，使冠状动脉血管狭窄和闭塞，引起剧烈胸痛、大汗淋漓、面色苍白、休克，甚至死亡；③下肢静脉血栓：下肢静脉血栓形成后，腿部会出现严重水肿、疼痛及肢体障碍，甚至进一步引发肺栓塞危及生命；④左心耳及心室血栓：因心房颤动、瓣膜性心脏病、室壁瘤等病因，左心耳及心室血栓形成，若发生脱落则会导致全身多发动脉栓塞，如脑栓塞、肠系膜动脉栓塞等（图 10）。

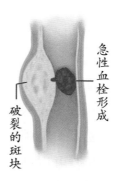

图 10 动脉粥样斑块破裂伴急性血栓形成

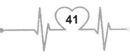
3. 脑血栓也会引起出血吗

脑血栓也可能引起出血，例如，脑血栓形成后，血栓可导致远端的脑组织缺血，组织水肿坏死，对远端血管也有损伤，血流再灌注时，远端的组织中没有完整的血管，就容易发生脑出血。另外，脑栓塞时，脑组织灌注相对不足，血压反射性升高，也是继发脑出血的重要原因。所以，脑血栓后需要密切观察是否有继发性脑出血。

4. 老年人为什么更容易形成血栓

首先，随着年龄增长，老年人的血管弹性越来越差，血管内皮受损、血流速度减慢、血液黏稠度增加等多种因素叠加后，很容易形成血栓。其次，老年人多合并高血压、糖尿病、高脂血症等疾病，更容易导致血管内皮损伤，这些疾病的存在更容易导致动脉粥样硬化斑块的形成，诱发血栓形成。最后，老年人活动量较少，卧床或久坐等因素会导致下肢静脉回流不畅，容易出现下肢静脉血栓（图11）。

血栓

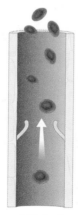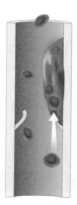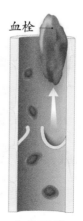

正常血流　　　血凝形成　　　血栓脱落

图 11　血栓的形成及脱落

5. 有哪些症状提示急性血栓性疾病

　　血栓性疾病发生于不同的部位可能会出现不同的症状，例如，持续胸闷、胸前疼痛可能提示心脏冠状动脉的急性血栓；下肢突发疼痛、下肢皮温下降、末梢冰凉青紫，可能出现下肢动脉血栓；如出现头晕、言语障碍、肢体运动障碍、口眼歪斜，要考虑脑血栓形成的可能；血栓也可以出现在下肢静脉血管中，随血流运行到肺动脉，引起胸闷、呼吸困难等症状。急性血栓性疾病，往往伴随急性器官功能障碍，根据症状的部位可以初步推测血栓累及的血管，遇到这些情况，需要紧急就医。

6. 血栓分红色、白色吗

按组成成分不同，血栓可分红色血栓、白色血栓及混合血栓。人体的动脉和静脉是两种不同的血管类型，虽然都有可能发生血栓，但是机制却是不同的。动脉中血液的流动速度较快，动脉粥样硬化斑块不稳定是产生动脉血栓的基本原因，随着斑块形成、破裂、局部血管内膜损伤等，会进一步引起血小板的聚集，血栓形成初始血小板聚集后呈白色，因此动脉血栓通常被称为"白色血栓"。动脉血栓预防治疗常需要使用抗血小板药物，如阿司匹林、氯吡格雷、替格瑞洛等。

静脉血流速较慢，如合并静脉血管炎症，易形成静脉血栓；也可因为长期肢体活动减少，血流瘀滞导致血栓形成，比如下肢静脉曲张或长时间坐飞机，都可能诱发深静脉血栓的形成，静脉血栓主要成分是红细胞和纤维蛋白，因此也被称为"红色血栓"。静脉血栓的预防治疗需要使用抗凝药物，如华法林、达比加群酯、沙班类药物等。

混合血栓呈红色与白色条纹层层相间，以上两种机制均参与了血栓的形成。如左心房内形成球形血栓、动脉瘤内血栓等。

不论是动脉血栓还是静脉血栓，都是可以通过早期风险评估、采取预防措施等减少发生的可能。如果已经形成血栓，通过正规治疗，大部分可以控制。

7. 血栓性疾病的防治

大部分血栓性疾病的发生都与不良生活方式及心血管疾病进展相关，所以老年人要预防血栓的发生，必须采取科学的生活方式，加强自我健康管理。简要来说，有两点基本原则：其一，通过科学的生活方式降低动脉粥样硬化发生风险；其二，积极防治合并的心血管疾病，如控制高血压、高脂血症和糖尿病等。具体可从以下四方面着手管理。

（1）均衡饮食

参照中国营养学会建议的"中国居民平衡膳食"模式，强调食物多样化，注意能量平衡。合理膳食包括增加新鲜蔬菜、全谷物、粗杂粮等纤维摄入，减少饱和脂肪，减少烹饪、调味品用盐（包括食盐、酱油及酱制品），控制胆固醇、糖类摄入，避免反式脂肪酸摄入等。适时补充水分，降低血液黏稠度，促进血液循环，也有助于防止血栓形成。

（2）适度运动

规律运动是维持和改善心血管健康的重要一环，运动可以促进血液循环，还能使血管更富弹性。老年人应根据自身身体状况，减少久坐等静态生活方式，选择中低强度的运动，如散步、打太极拳、跳健身操等，且应持之以恒，量力而行。

（3）乐观心态

保持乐观、平和的心态，戒怒。正确应对生活中不良应激事件带来的情绪波动，学会减轻心理压力，对于预防心血管疾病诱因至关重要，也有助于保持健康。

（4）防治心血管疾病发生风险

要戒除烟酒，吸烟是导致动脉硬化的重要致病因素。乙醇可增加心血管疾病风险，长期过量饮酒或偶尔大量饮酒均会严重影响健康。老年人常罹患的高血压、糖尿病、高脂血症等疾病，是促进血栓发生、发展的重要疾病因素，应坚持治疗，控制在目标范围。此外，应保证充足的睡眠，保持大便通畅，重视防寒保暖，防止寒冷对血管的不良刺激，避免感染等。这些对老年人健康很重要，需要在生活中密切关注。

8. 心房颤动可能引发血栓的原因

心房颤动是最常见的心律失常表现之一，并且随着年龄的增长，心房颤动的发病率也增高。心房颤动既可以带来血流动力学、心律的紊乱，也可以带来心源性血栓风险。心房颤动可严重影响生活质量，是老年人死亡的独立危险因素，其中血栓栓塞并发症是心房颤动致残和致死的重要原因。当发生心房颤动时，由于心房肌的快速颤动，左心房丧失了有效的收缩，这导致心房内的血液瘀滞。左心耳是左心房盲端，血液在左心耳内流动速度减慢或停止流动，极易导致血栓的形成，这就是心房颤动容易形成血栓最重要的原因。血栓脱落后可随动脉堵塞到机体的不同脏器，最常见栓塞的部位是脑血管，可导致脑梗死。因此，预防血栓栓塞是心房颤动治疗的重要原则。

9. 抗凝药物与抗血小板药物防治血栓的适应证有何不同

抗凝药物与抗血小板药物的作用机制及治疗目的是不同的，切不可混淆。从作用机制上来讲，抗血小板药物作用于血小板内凝血调节途径上的不同靶点，从而降低血小板活性或抑制血小板聚集率。抗凝药物是作用于凝血系统调节途径上的不同因子，影响血栓的形成。常见的抗血小板药物包括阿司匹林、氯吡格雷、替格瑞洛等，主要用于动脉性血栓的治疗，如预防冠状动脉、脑动脉血栓的形成。常见的抗凝药物包括肝素、华法林、利伐沙班、阿哌沙班、艾多沙班、达比加群酯等，主要用于静脉血栓形成、机械瓣膜置换术后和心房颤动血栓的预防，如心房颤动血栓高危的患者口服抗凝药物可减少发生脑卒中的风险。

　　在心血管疾病防治中，需根据患者病情的不同选用抗血小板／抗凝方案，有的患者既需要抗血小板治疗，也需要抗凝治疗，例如，冠心病患者同时伴有心房颤动，所以治疗方案选择需要全面评估，听取专科医生建议，医生会综合每个患者的具体情况，选择抗凝药物和抗血小板药物是否联合应用及其使用剂量，在达到治疗效果的同时，尽量避免出血风险。

10. 常用的口服抗血小板药物及老年人服用抗血小板药物的注意事项

抗血小板药物是通过抑制血小板黏附、聚集和释放达到预防动脉性血栓形成的目的。常用的口服抗血小板药物包括：①阿司匹林：是使用最广泛的抗血小板药物，机制是选择性地抑制环氧化酶 –1 的合成，从而影响血栓素 A2 的生成，血栓素 A2 是活化血小板的重要因子。阿司匹林降低血栓形成风险，但其可增加出血风险，尤其是胃肠道出血。老年人使用此药要掌握好适应证，需要充分评估心血管获益与风险。②氯吡格雷：选择性地抑制二磷酸腺苷与其血小板 P2Y12 受体的结合，抑制血小板聚集，也常用于动脉血栓的预防与治疗。③替格瑞洛：通过与血小板 P2Y12 受体可逆性结合，阻断血小板活化，不同于氯吡格雷，替格瑞洛本身具有药物活性，不需经代谢即可发挥效应，起效更快。

老年人服用抗血小板药物最需要关注有无出血风险，如有无皮下黏膜的出血、牙龈出血、鼻出血、结膜出血等。另外，长期服用抗血小板药物如阿司匹林，对于有消化性溃疡出血病史的患者，有潜在的消化道损伤风险，要关注大便颜色的改变，如出现大便颜色变黑伴乏力，要警惕胃肠道出血的可能，如果有出血迹象，要尽早就医。

11. 常用的口服抗凝药物及老年人服用抗凝药物的注意事项

常用的口服抗凝药物主要包括华法林和新型口服抗凝药物如达比加群、利伐沙班、阿哌沙班等。①华法林是香豆素类抗凝剂的一种，在体内通过抑制维生素 K 影响凝血因子在肝脏的合成。华法林的剂量在不同个体差异较大，所以需要通过监测国际标准化比值（international normalized ratio，INR）来调整药物剂量。②新型口服抗凝药目前主要有两大类，一类是凝血因子 Ⅱ a 抑制剂，以达比加群酯为代表；另一类是凝血因子 X a 因子抑制剂，如利伐沙班、阿哌沙班和依度沙班等沙班类药物。新型口服抗凝药无须监测抗凝指标，相比华法林，使用更方便，且疗效及安全性不劣于华法林，越来越多地应用于临床抗凝治疗。但是对于风湿性二尖瓣狭窄及机械瓣的抗凝，还是只能使用华法林。

与抗血小板药物类似，老年人服用抗凝药物时同样也要注意出血风险，高龄，衰弱，合并高血压、糖尿病、肝肾功能不全等疾病都是增加出血风险因素。年龄因素无法改变，但可以通过改善其他可控因素降低出血风险。例如，有高血压的老年患者通过服用降压药物将血压降到合适的水平，降低出血的风险；有肝肾功能障碍的患者，应通过纠正肝肾功能不全，降低出血的风险。

华法林需要检测 INR 控制抗凝强度，新型口服抗凝药物总体较华法林的出血风险更低，但依然要注意服药过程中的出血情况，同时也要监测肝肾功能，肝肾功能严重降低时，需要就医决定是否继续服用新型口服抗凝药物。

12. 服用抗凝药物期间可以自行减量或停用吗

服用抗凝药物期间不能自行减量或停用，抗凝药物需要持续服用，才能有效地抗凝，如果服用的是华法林，一般需要将 INR 稳定在 2.0～3.0。华法林剂量稳定后，如果无原因自行调整药物剂量，减量会减弱抗凝作用，增量可能增加出血风险。新型口服抗凝药物虽然不用监测抗凝指标，但也要按照推荐剂量服用，自行调整药物剂量也可能带来出血或血栓风险。抗凝药物要在医生的指导下应用，一般不建议自行调整。

13. 老年人出血风险的自我评估

老年人服用抗血小板、抗凝药物，在降低血栓风险的同时，也会增加出血的风险，平时除了遵医嘱监测血常规、凝血等化验指标，要具备出血风险的自我评估能力，及时发现潜在出血风险，调整药物或剂量。

比如是否经常出现皮肤黏膜自发性瘀点、瘀斑，瘀斑的大小、范围是否较大；刷牙的时候牙龈是否容易出血，出血量是否较大；鼻部是否较以往容易出血；胃部有无疼痛不适；解大便后要观察大便，查看有无发黑、有无鲜血；如果有呕吐，呕吐物是否发红。出现以上异常情况，应及时去医院就诊，根据评估结果调整用药。

14. 心房颤动偶尔发作或没有任何症状是否也需要抗凝治疗

心房颤动患者偶尔发作或没有症状并不意味着没有血栓的风险，对于血栓高风险的心房颤动患者，即便偶尔发作或没有症状，也需要抗凝治疗。因为心房颤动患者心房内易形成血栓，血栓一旦脱落进入血液循环，就会导致脏器的栓塞，血栓脱落最常见的是进入脑血管造成缺血性脑卒中，严重的脑梗死会危及生命或带来后遗症，此外，还可脱落至外周动脉，造成不同脏器的栓塞。医生会评估心房颤动患者的血栓风险，决定是否启动抗凝治疗，对于老年人来说，通常血栓风险较高，往往需要抗凝治疗，降低血栓栓塞的风险，同时口服抗凝药物预防血栓是一个长期的治疗过程。

15. 服用抗凝药物期间能拔牙吗

若在服用抗凝药物期间拔牙，建议充分评估血栓与出血相关风险后决定，也就是说，既要考虑牙齿病变情况，也要充分考虑抗凝治疗的原发病血栓风险。如果牙齿的病变严重，严重影响生活，有明确治疗指征，应在专科医生指导下调整抗凝药物用量或暂时停止抗凝药物后再行拔牙，减少拔牙后的出血量，

尽量不增加原发病的血栓风险，拔
完牙后要尽快恢复抗凝治疗。

16. 老年人服用多种药物会影响抗凝药物的效果吗

许多药物都有可能增强或减弱
抗凝药物的作用，比如老年人常服
用的降脂、降压、降糖、抗心律失
常药物，日常药物如感冒药、抗生
素等，这些都会对抗凝药物有影响。
首先，建议阅读药物说明书，一般
会有药物相互作用的提示；其次，
及时向临床药师、主治医生咨询，
调整抗凝药物剂量；最后，抗凝期
间需要增加新药物时，需要告诉医
生正在服用抗凝药物。同时密切观
察有无出血倾向，监测抗凝指标，
保障用药安全。

17. 服用抗凝药物期间，饮食需要注意哪些方面

食物对于抗凝药物药效的影响不一，既可能促进药物抗凝效果，也可能抑制药物抗凝作用。抗凝药物一般分为传统的华法林和新型口服抗凝药物如达比加群酯、沙班类药物，因药物的作用机制不同，对食物的影响也不同。华法林通过抑制体内维生素 K 的促凝而起效，富含维生素 K 的食物可降低华法林的药效，如绿叶蔬菜、水果、海藻类等，大量进食上述食品应及时监测 INR 并调整华法林用量，服用华法林期间，推荐均衡的膳食。腹泻、呕吐可影响药物吸收；心力衰竭时，肝淤血及肝病均可使维生素 K 合成减少，华法林需要减量。新型口服

抗凝药物的抗凝机制不同于华法林，含维生素 K 的食物不影响药效，但有可能影响药物的生物利用度，如食物可促进利伐沙班的吸收，在进餐时服用可提高生物利用度，推荐与食物同服；而食物对达比加群酯的生物利用度影响不大，但因其空腹服用，消化道不良反应发生的可能性增加，也建议进餐时服用。

18. 老年人长期服用抗血小板药物、抗凝药物的自我管理要点有哪些

老年人长期服用抗血小板药物、抗凝药物，需要从饮食、服药、日常生活等多方面关注。遵从医嘱，规律服用，避免漏服、多服；保持膳食平衡，避免酗酒；适当运动，

尽可能避免剧烈运动；避免生活中
创伤和出血，如使用柔软的牙刷、
使用剃须刀刮胡子等；注意观察有
无痰中带血、咯血、呕血、鲜血或
柏油样大便、牙龈出血、紫癜、尿
色变深等出血迹象，疑似有贫血症
状如颜面苍白、乏力、心悸等需及
时就医，就医时主动告诉医生自己
正在服用的抗血小板药物、抗凝药
物及剂量。服药期间密切监测，是
老年人长期口服抗血小板药物、抗
凝药物的安全保障。

19. 服用华法林期间如何进行抗凝强度监测

华法林用于抗凝治疗已超过
50年，是经典的抗凝药物，目前
仍广泛应用于临床，包括许多老年

患者长期服用。华法林受老年人健康状态的影响，且与许多药物和食物可相互作用，安全治疗窗狭窄，服用华法林期间需进行抗凝强度监测，保证华法林抗凝的有效性和安全性。

对于服用华法林进行抗凝治疗的患者来说，药物安全性及有效性的指标就是凝血酶化验结果，包括凝血酶原时间（PTT）、凝血酶原活动度（PTA）、国际标准化比值（INR），尤其 INR 是华法林抗凝有效性的最重要的指标，校正了不同实验室间的系统误差。不同患者间服用华法林剂量差异很大，一般建议服用华法林抗凝后的 INR 长期维持在 2.0～3.0，对于高龄或出血风险高的患者，可以根据个体情况及医嘱控制在 1.8～2.5，在以上抗凝范围内，华法林既可以发挥抗凝疗效，且出血的并发症比较少。华法林的抗凝作用会受到某些药物的影响，在服用其他药物如抗生素、抗真菌药物、胺碘酮、他汀类、贝特类降脂药、非甾体抗炎药时需谨慎，或增加检测的频率，观察出血不良反应并咨询医生，根据 INR 调整剂量。轻微的出血一般不必过度担心，通常密切观察即可，一旦出现较为严重的出血，应立即停药，及时就医，华法林剂量调整需要在专科医生的指导下进行。

（北京协和医学院"双一流"临床医学学科建设子项目）